Desinfectantes para Manos fáciles de Hacer en Casa

Las mejores recetas
de desinfectante para
un estilo de vida higiénico

Albert Leinstein

Derechos de autor © 2020 Albert Leinstein

Todos los derechos reservados

TABLA DE CONTENIDOS

iv

INTRODUCTION

En primer lugar, me gustaría darle las gracias por elegir Desinfectante de manos casero: mejores recetas de desinfectante para un estilo de vida higiénico. Espero que encuentre el libro informativo y educativo.

Es importante que todos, en todo el mundo, practiquen todos los días una buena higiene. Asegurarse de seguir buenas prácticas higiénicas ayuda a reducir sus posibilidades de enfermarse y reduce la propagación de enfermedades transmisibles. Si la historia nos enseña algo, es que nunca sabemos cuándo puede aparecer una pandemia y comenzar a propagarse por todo el mundo. Desafortunadamente, todo el mundo no tiene acceso a prácticas higiénicas saludables como las de las naciones desarrolladas. Esto significa que las enfermedades tienden a propagarse más fácilmente en esos países. Dicho esto, las enfermedades todavía pueden conseguir un punto de apoyo en las naciones desarrolladas también, pero usted puede hacer su parte asegurándose de que está limpio y no propaga la enfermedad.

Este libro está aquí para ayudarle en ello, proporcionándole información sobre higiene básica y desinfección. Lo primero que vamos a repasar es la higiene básica. Si bien a todos nos enseñaron el lavado de manos básico y las prácticas higiénicas en el jardín de infantes, parece que todos podríamos usar un refresco de la manera correcta para lavar las manos. Es increíble lo que lavarse las manos puede hacer para prevenir enfermedades y similares.

Luego revisaremos conceptos básicos del desinfectante de manos. A todo el mundo le encanta recurrir al desinfectante de manos para ayudarles a matar gérmenes. Desinfectante de manos es una algo a tener en cuenta, pero ¿sabes cómo o por qué es útil? Lo harás después de esto, y también aprenderás las maneras apropiadas de usarlo porque puedes usarlo demasiado.A continuación, vamos a repasar algunas recetas diferentes para hacer su propio desinfectante de manos. Puede haber ocasiones en las que no pueda encontrar ningún desinfectante en la tienda, o simplemente desea saber exactamente lo que entra en su desinfectante. Estas recetas te ayudarán por cualquier situación.

Por último, encontrarás varias recetas para hacer tus propias toallitas desinfectantes. Estos pueden llegar a ser bastante caros cuando los compras, y como la mayoría de las cosas, puedes hacerlos tú mismo por mucho menos. Las toallitas desinfectantes también son un gran producto de limpieza para tener en el hogar.

CAPíTULO 1: HIGIENE BASICA

Lavarse las manos es una de las mejores maneras de protegerse a sí mismo y a su familia de enfermarse. Vamos a ver cuándo y cómo debe lavarse las manos para que usted y su familia puedan permanecer saludables.

Asegurarnos de mantener las manos limpias es la mejor manera de asegurarnos de no esparcir gérmenes o enfermarse. Muchas afecciones y enfermedades se propagan porque las personas no tienen las manos limpias. En este capítulo, y a lo largo del libro, verá las palabras microbios y gérmenes. Microbio se refiere a "todos los pequeños organismos vivos que pueden o no causar enfermedades". Los gérmenes, o patógenos, son formas de microbios que pueden causar el desarrollo de enfermedades.

Cuándo lavarse las manos

Hay ocasiones en las que debes lavarte las manos para asegurarte de no esparcir gérmenes alrededor. También hay ciertas épocas del año en las que es posible que desee lavarse las manos más a menudo de lo que normalmente lo haría. Estos tiempos tienden a ser durante los meses de invierno cuando el resfriado y la gripe son los más activos. Los mejores momentos para asegurarse de lavarse las manos son:

- Después de tocar basura de cualquier tipo

- Después de haber manipulado la comida o las golosinas de su mascota

- Después de haber tocado cualquier tipo de residuos animales

- Después de haber estornudado, tosido o soplado la nariz

- Después de haber cambiado pañales o limpiado a un niño que acaba de usar el baño

- Después de usar el baño

- Antes y después de curar una herida o corte

- Antes y después de haber atendido a una persona enferma con vómitos o diarrea

- Antes de comer alimentos

- Antes, durante y después de arreglar los alimentos

- Después de bajar del transporte público, el taxi u otro viaje compartido

- Después de jugar o trabajar al aire libre

- Antes y después de cambiar las lentes de contacto

Obviamente no son las únicas veces que debe lavarse las manos. Cada vez que sus manos están sucias, o usted ha estado manipulando algo que podría tener gérmenes en él, usted debe lavarse las manos o usar desinfectante de manos. También debe asegurarse de lavarse las manos varias veces durante el día mientras está en el trabajo. Los CDC dicen que el escritorio promedio de los trabajadores de la oficina tiene más gérmenes que el asiento del inodoro. También debe lavarse las manos cada vez que se estrecha la mano de otra persona, ya que el contacto mano a mano es una de las formas más comunes en que los gérmenes se propagan.

Lavarse las manos adecuadamente

Una de las cosas más fáciles que haces en la vida es lavarte las manos. Tener las manos limpias es capaz de detener la propagación de gérmenes dentro de su hogar, lugar de trabajo y comunidad. Hay cinco pasos que debe seguir cada vez que se lave las manos.

1. Comience mojando sus manos con agua limpia y corriente (fría o caliente), apague el grifo y luego aplique jabón.

La razón por la que desea utilizar agua limpia y corriente es que si simplemente coloca sus manos en un recipiente de agua estancada, no las está limpiando porque el agua ya ha sido contaminada. Siempre debe usar agua limpia y corriente. Sin embargo, si usted tiene que lavarse las manos con agua no potable, todavía puede ayudar a mejorar su salud. Básicamente, es mejor que nada. Se ha encontrado que la temperatura del agua no tiene mucho que ver con la eliminación de microbios. La gente a menudo tiene el pensamiento de "Agua caliente o caliente sería mejor porque el calor mata las bacterias," pero, para llevar la temperatura del agua a un nivel que mataría patógenos terminaría quemándolo. Sin embargo, más caliente creará más irritación de la piel y es más costoso ambientalmente. Mantener el agua fría o en el lado más frío ayudará a ahorrar energía y el consumo de agua.

Apagar el grifo después de haber mojado las manos ayudará a ahorrar agua, y no hay suficiente información para demostrar que un número significativo de gérmenes se propagan desde el grifo a las manos.

Usar jabón al lavarse las manos funciona mucho mejor que simplemente usar agua porque los tensioactivos que el jabón ha ayudado a sacar los microbios y el suelo que están en la mano. Las personas también tienden a lavarse más a fondo cuando tienen jabón, lo que ayuda a eliminar más gérmenes.

Hasta la fecha, los estudios han encontrado que no hay ningún beneficio adicional para la salud para los consumidores, y esto no incluye a los profesionales de la salud, para utilizar jabones que contienen ingredientes antibacterianos en comparación con el jabón normal. Esto hizo que la FDA emitiera una declaración en septiembre de 2016 de que varios de los ingredientes más comunes utilizados en jabones "antibacterianos", que incluye triclosán, no eran mejores que los jabones que no los contenían, y esto dejó a las empresas teniendo que retirarlos de sus productos o simplemente no comercializarlos hacia la población general. Esto no incluye los productos antibacterianos que usted es utilizado por los profesionales de la salud.

2. Trabaje el jabón en una espuma frotándose las manos para que estén cubiertos con jabón. Asegúrese de envolver la parte posterior de las manos, debajo de las uñas y entre cada dedo.

Cuando se envuelve y se frota las manos, creará fricción, lo que ayudará a levantar microbios, suciedad y grasa de la piel. Los microbios viven por todas las manos, pero tienden a estar más concentrados debajo de las uñas, por lo que es importante que frotes toda la mano.

3. Haga esto durante al menos 20 segundos. Si quieres asegurarte de hacerlo el tiempo suficiente, zumbido a través de "feliz cumpleaños" dos veces.

Determinar el mejor tiempo para lavarse las manos es difícil porque sólo unos pocos estudios sobre los impactos de cambiar el tiempo de lavado de manos han sido domos. De los estudios que se han realizado, casi todos ellos han encontrado un menor número de microbios presentes en la piel, sólo algunos de los cuales pueden causar enfermedades, y no hay impactos medidos en la salud. En efecto, reducir la cantidad de microbios en su piel no significa necesariamente que mejorará su salud. La cantidad correcta de tiempo para lavarse las manos también depende de muchos otros factores, que incluyen la cantidad y el tipo de suelo que tiene en sus manos y dónde se encuentra al lavarlas.

Por ejemplo, los cirujanos tienden a tener una mayor probabilidad de estar en contacto con gérmenes que causan enfermedades y tienen un mayor riesgo de propagar enfermedades o infecciones a otros, por lo que eso significa que necesitan lavarse durante un período de tiempo más largo que alguien cocinando el almuerzo en casa. Sin embargo, han descubierto que lavar durante unos 15 a 30 segundos eliminará más gérmenes que lavar durante menos tiempo.

Esta es una gran cantidad de organizaciones y países que recomiendan lavar se lava durante unos 20 segundos.

4. Enjuague completamente el jabón de las manos.

El jabón y la fricción que creaste en el último paso ayuda a quitar los microbios, la suciedad y la grasa de la piel para que puedas enjuagarlos de las manos. Cuando se enjuaga el jabón, se minimiza la irritación de la piel. Dado que las manos pueden volver a contaminarse si las enjuaga en un recipiente de agua estancada que puede haber sido contaminada por el uso anterior, debe usar agua limpia y corriente. Si bien hay algunas personas que recomiendan secarse con toallas de papel y usarlas para cerrar el grifo, no hace mucho y puede llevar a un desperdicio de toallas de papel y agua.

5. Sécate las manos con una toalla limpia o deja que se sequen al aire.

Los gérmenes se pueden transferir más fácilmente a y desde las manos que están mojadas. Esto significa que hay que secarse las manos después de lavarlas. Sin embargo, todavía no está claro cuál es la mejor manera de secarse las manos porque no hay muchos estudios al respecto, y los resultados tienden a entrar en conflicto entre sí. Además, la mayoría de los estudios comparan la cantidad total de microbios, y no sólo los gérmenes causantes de enfermedades, que están presentes en las manos después de los diferentes métodos de secado. Los estudios han demostrado que el uso de una toalla limpia o los métodos de secado al aire tienden a funcionar mejor.

¿Por qué necesita lavarse las manos?

Aunque esto pueda parecer obvio, especialmente después de lo que hemos hablado hasta ahora, es importante asegurarse de que comprendemos la extrema importancia de lavarse las manos. Las manos tocan todo, lo que significa que están constantemente en contacto con cualquier tipo de germen. Estos gérmenes pueden hacer que la gente se enferme.

Las heces de animales o personas son una de las principales fuentes de gérmenes como el norovirus, Salmonella y E. coli 0157 que causan diarrea, y es capaz de propagar infecciones respiratorias como la enfermedad mano-pie-boca y el adenovirus. Todos estos gérmenes pueden llegar a nuestras manos después de que una persona cambie un pañal o use el baño, pero también puede entrar en contacto con él de maneras menos obvias. Manipulando cosas como carnes crudas que tienen cantidades invisibles de excrementos de animales en ellas. Sólo un gramo de heces humanas, que lo que pesa un clip, puede contener un trillón de gérmenes. Estos gérmenes pueden llegar a nuestras manos si tocamos cualquier objeto que contenga gérmenes porque alguien estornudó o tosió sobre él, o un objeto contaminado lo tocó. Cuando los gérmenes llegan a tus manos, y no las lavas, pueden pasar a otras personas, lo que puede enfermarlas.

Los virus y las bacterias son extremadamente fáciles de transmitir a través de casi todo lo que tocas. Es casi imposible evitar los gérmenes que podrían atacar tu sistema inmunológico a diario. Es por eso que necesitas estar a la defensiva.

Lavarse las manos ayuda a prevenir enfermedades y la propagación de enfermedades infecciosas, porque al lavarse las manos se eliminan los gérmenes. La razón por la que esto ayuda a prevenir las infecciones es que:

■ La gente tiende a tocarse la boca, los ojos y la nariz sin darse cuenta de que lo están haciendo. Esto le da a los gérmenes una ruta rápida hacia el cuerpo, haciendo que la persona se enferme.

■ Los gérmenes en las manos sin lavar pueden entrar fácilmente en las bebidas y alimentos mientras la gente los consume o los cocina. Los gérmenes son capaces de multiplicarse en algunos tipos de bebidas y alimentos, en las condiciones adecuadas, y luego enfermar a otros.

- Los gérmenes de las manos sin lavar pueden transferirse a otros objetos, como juguetes, pasamanos o mesas, y luego se transfieren a otras personas.

- Deshacerse de los gérmenes lavándose las manos ayudará, por lo tanto, a prevenir las infecciones respiratorias y la diarrea y puede ayudar a prevenir las infecciones de los ojos y la piel.

Cuando se enseña a las personas las técnicas adecuadas para lavarse las manos, se les ayuda a ellas y a las comunidades a mantenerse saludables. Cuando la educación sobre el lavado de manos se comparte en una comunidad, se puede:

- Reducir entre un 29 y un 57 por ciento los días que se pierden en la escuela debido a enfermedades gastrointestinales.

- Reducir las enfermedades respiratorias, como el resfriado común, en la población general entre un 16 y un 21 por ciento.

- Reducir las enfermedades diarreicas en aquellos con sistemas inmunológicos suprimidos en un 58 por ciento.

- Reducir el número de personas que se enferman de diarrea entre un 23 y un 40 por ciento.

El acto de no lavarse las manos puede terminar perjudicando a los niños. Alrededor de 1,8 millones de niños menores de cinco años morirán cada año debido a la neumonía y a las enfermedades diarreicas.

Asegurarse de lavarse las manos con jabón puede ayudar a proteger a uno de cada tres niños pequeños que desarrollan diarrea, y casi uno de cada cinco niños pequeños se enfermará de una infección respiratoria.

Aunque la mayoría de la gente se lava las manos, muy pocos de ellos utilizan realmente el jabón. Lavarse las manos con jabón ayuda a eliminar mejor los gérmenes.

El acceso a la educación sobre el jabón y el lavado de manos en la escuela puede mejorar la asistencia.

Disponer de buenas técnicas de lavado de manos en los primeros años de vida puede ayudar a mejorar el desarrollo de la infancia en determinados entornos.

Las tasas mundiales estimadas de lavado de manos después de ir al baño son sólo del 19%.

Lavarse las manos también puede ayudar a combatir el aumento de la resistencia a los antibióticos. Cuando se previene la enfermedad, ayuda a reducir la cantidad de antibióticos que se recetan y la probabilidad de que la resistencia a los antibióticos continúe creciendo. El lavado de manos ayuda a prevenir alrededor del 30 por ciento de las enfermedades relacionadas con la diarrea, y alrededor del 20 por ciento de las infecciones respiratorias. Los antibióticos tienden a ser prescritos, innecesariamente, para estos problemas. Asegurarse de reducir el número total de infecciones asegurándose de lavarse las manos puede ayudar a disminuir las probabilidades de usar excesivamente los antibióticos, que son la principal causa de la resistencia a los antibióticos. Lavarse las manos también reducirá las probabilidades de enfermarse por gérmenes resistentes a la mayoría de los antibióticos.

Problemas con el Triclosán

El triclosán se introdujo por primera vez en 1972 para su uso como exfoliante quirúrgico. Desde que se ha añadido a muchos productos diferentes. El Triclosán es un químico anti-microbios que destruye o inhibe el crecimiento de microorganismos como hongos o bacterias. Cuando los hospitales comenzaron a usarlo en los años 70, fue una gran cosa porque ayudaba a mantener estériles los instrumentos médicos. Sin embargo, con su rápido aumento en el uso, se ha convertido en omnipresente.

El Triclosán ha sido usado en muchos productos diferentes, incluyendo detergente para platos, productos de cuidado personal, desodorante, cosméticos, pasta de dientes, jabones, juguetes, e incluso ropa. Es una lista bastante larga de artículos cuando originalmente estaba destinado al uso hospitalario. Se comercializó bajo el nombre de "Microban" y prometía mantener los objetos de la casa libres de bacterias. Incluso hicieron calcetines con ella, prometiendo que mantendrían tus pies libres de olor.

El problema es que el triclosán es un conocido disruptor endocrino y un posible cancerígeno. Hay mucha evidencia que sugiere que el uso excesivo del triclosán ha contribuido a la resistencia bacteriana. Además, el hecho de que esté siendo arrastrado por nuestros desagües podría significar que también está afectando a nuestra agua.

También se considera lipofílico, lo que significa que puede acumularse en el cuerpo durante largos períodos de tiempo, y es detectable en la leche materna, la orina y la sangre.
Encontraron en estudios con animales que el triclosán puede alterar su regulación hormonal.

En la salud humana, el triclosán está conectado a:

- Toxicidad reproductiva y del desarrollo

- Crecimiento celular descontrolado

- Mayor probabilidad de desarrollar eczema, alergias y asma

- Debilitamiento del sistema inmunológico

- Señalización anormal de la hormona tiroidea y del sistema endocrino

Se han realizado estudios en ratones, y en ellos se comprobó que el triclosán les quitaba la bifidobacteria, que es una bacteria sana que tiene efectos antiinflamatorios. Debido a este cambio en la salud intestinal, podría aumentar el riesgo de una persona de sufrir inflamación del colon y cáncer de colon. Algunos de los primeros estudios realizados sobre el triclosán se hicieron a niveles extremadamente altos, pero los estudios en ratones se hicieron en niveles que igualaban el uso normal en humanos.

Afortunadamente, la FDA declaró que el triclosán, junto con otros 24 compuestos antimicrobianos, no era seguro para los productos antisépticos. Esto significó que las compañías tuvieron que dejar de usar el triclosán en sus jabones y otros productos de salud. Dicho esto, sigue siendo ubicuo en el mercado de los EE.UU. y todavía se utiliza en algunos productos como esteras de yoga, equipo atlético, utensilios de cocina y algunos materiales de construcción. Es famoso en la pasta de dientes Colgate porque previene la gingivitis.

¿Cuánto tiempo debes lavarte si estás cocinando?

He mencionado antes que un buen tiempo para lavarse las manos es de 20 segundos, pero veamos más a fondo los tiempos de lavado. Según un informe del Departamento de Agricultura de los Estados Unidos (USDA) del año 2018, alrededor del 97% de las personas no se lavan las manos correctamente. Hubo un estudio realizado en un lugar de trabajo, donde las personas fueron entrenadas para lavarse las manos adecuadamente y usar productos de higienización, y descubrieron que tenían un 20 por ciento menos de días de enfermedad.

Una pregunta que la gente se hace a menudo es, ¿necesito lavarme más tiempo si estoy cocinando? Cuando se prepara la comida, hay que tener en cuenta las bacterias. Debes lavarte las manos a menudo, aproximadamente una vez cada pocos minutos. Sin embargo, no necesita lavarse las manos durante más tiempo.

Si sigues todos los pasos que hemos descrito anteriormente, lavarse durante 20 segundos debería ser suficiente para limpiar a fondo las manos de los patógenos de la comida.

Escogiendo el mejor jabón

Ya hemos discutido el hecho de que el jabón antibacteriano no es mejor que el jabón no antibacteriano porque no mata los gérmenes más eficientemente. De hecho, la Clínica Mayo ha dicho que el jabón antibacteriano puede acabar criando bacterias más fuertes y resistentes.

Puedes usar cualquier jabón en barra, líquido o en polvo que tengas disponible. Si te lavas las manos tan a menudo como se supone que debes hacerlo, entonces probablemente deberías buscar un jabón que sea humectante o suave para evitar que tus manos se sequen. El jabón líquido tiende a ser más conveniente. Y, contrariamente a la creencia popular, es muy poco probable que el jabón en barra transmita bacterias.

Ahora, si te encuentras con que te has quedado sin jabón en casa, o un baño público está fuera, todavía tienes que lavarte las manos. Debes seguir el mismo procedimiento sin jabón.

Un estudio realizado en 2011 comparó el lavado de manos con y sin jabón, y concluyó que aunque el jabón es preferible, lavarse sin él es mejor que no lavarse las manos.

También existe la opción del desinfectante de manos. Los desinfectantes de manos con 60% de alcohol o más son excelentes para eliminar las bacterias dañinas. Sin embargo, no funcionan bien disolviendo los aceites y la suciedad de las manos, y tienden a no limpiar las manos además de lavarlas adecuadamente. Cuando estás en un apuro y no tienes acceso rápido a agua y jabón, tener un desinfectante a mano es genial para deshacerse de posibles contaminantes. Dicho esto, si estás cuidando a tus seres queridos enfermos, cambiando pañales o cocinando, debes lavarte las manos.

Una vez que te pongas a lavar tus manos apropiadamente, rápidamente se convertirá en algo natural. Frotarse las manos durante 20 minutos es tiempo suficiente para que el jabón haga su magia y elimine las bacterias y otros microbios. Deberías tratar de ser más cuidadoso al lavarte las manos durante la temporada de gripe, y siempre que estés cuidando a personas que tienen un sistema inmunológico comprometido.

CAPÍTULO 2: LO BÁSICO DEL DESINFECTANTE DE MANOS

Parece que en todas partes donde se mira últimamente, todo el mundo tiene un frasco de desinfectante de manos fácilmente disponible. Lo que queremos saber es si estas botellitas de gel con base de alcohol realmente funcionan para desinfectar tus manos. Decidimos preguntarle a un profesor al respecto.

¿Funcionan realmente los desinfectantes de manos?

Siempre he sido escéptico acerca de los desinfectantes de manos y nunca pensé que realmente funcionaran. Una vez que investigué lo suficiente y cubrí todas las bases, puedo decir sinceramente que sí, realmente funcionan. Funcionan muy bien para la mayoría de los virus y bacterias. Puede matar a las bacterias mucho mejor que sólo usar agua y jabón. También puede mantener a las bacterias fuera de la piel por más tiempo que con el agua y el jabón. No daña la piel como el jabón, porque está hecho con emolientes. Las personas que tienen ocupaciónes en las que se les exige que se laven mucho las manos suelen tener problemas de resecamiento y agrietamiento de la piel. Esto puede ser un caldo de cultivo para las bacterias. Los desinfectantes de manos nunca reemplazarán completamente al agua y al jabón, pero al usarlos junto con el lavado sus manos regularmente; puede ayudar a combatir todos esos asquerosos gérmenes.

¿Cómo funciona?

Los desinfectantes de manos ofrecen a las personas una forma efectiva y conveniente de limpiarse las manos si no tienen agua y jabón disponibles, siempre y cuando sus manos no estén cubiertas de grasa o suciedad visible. Cualquier producto puede considerarse desinfectante de manos si su ingrediente activo es cloruro de benzalconio, alcohol isopropílico o alcohol etílico.

La FDA no ha decidido categorizar estos ingredientes como seguros ya que no se ha investigado lo suficiente. Tampoco van a retirar estos productos de las estanterías en un futuro próximo. Otros ingredientes no han mostrado ninguna evidencia de ser efectivos para matar gérmenes y no han recibido el sello de aprobación de la FDA.

El desinfectante de manos funciona matando células. No mata las células humanas. Sólo mata células microbianas. Su base es 70 por ciento de alcohol isopropílico, que es un alcohol de frotar normal. Este es el mejor para matar gérmenes. Esta fórmula es más efectiva que la del tipo que es 100% alcohol. Como contiene algo de agua, puede ser absorbido mejor por la piel. Para matar los virus, el desinfectante funciona rompiendo la capa exterior del virus. Para matar las bacterias, funciona rompiendo las membranas de la célula. No es una cura para todo, pero como algunos virus no tienen una capa externa o una bacteria que forma esporas no son susceptibles.

La ciencia detrás del alcohol

Como el principal ingrediente del desinfectante de manos es el alcohol, aprendamos más sobre el alcohol. Los alcoholes son moléculas que están hechas de hidrógeno, oxígeno y carbono. El etanol es una sustancia química que se encuentra en las bebidas alcohólicas. Es lo que la mayoría de la gente piensa cuando dice la palabra alcohol. El isopropanol y el propanol, más conocidos como alcohol isopropílico, son dos alcoholes más que se encuentran comúnmente en los desinfectantes, ya que se disuelven fácilmente en el agua como lo hace el etanol.

Los alcoholes matan a los patógenos que causan enfermedades rompiendo sus proteínas, dividiendo sus células, o desbaratan el metabolismo de la célula. Los productos que sólo tienen un 30 por ciento de alcohol pueden matar algunos gérmenes, pero su eficacia aumenta con la cantidad de alcohol que hay en el producto. Los estudios muestran que el alcohol puede matar varios virus y bacterias si la concentración es superior al 60 por ciento. Funcionará mejor a medida que la concentración aumente. La efectividad del alcohol se detiene en un 90 por ciento.

Otra cosa buena del alcohol es que las bacterias no pueden desarrollar una resistencia a él. El alcohol no perderá su eficacia cuanto más lo use.

El etanol es extremadamente poderoso, y algunos estudios han descubierto que si se utiliza en altas concentraciones, puede matar tres especies de bacterias que causan enfermedades: staphylococcus saprophyticus, serratia marcescens y Escherichia coli, en comparación con lavarse las manos regularmente con un jabón antibacteriano.

El alcohol no funciona con todos los gérmenes como el Clostridium difficile o el norovirus que puede causar una diarrea que puede llegar a ser mortal o el cryptosporidium, que es un parásito que puede causar una enfermedad que causa diarrea llamada criptosporidiosis. Los desinfectantes de manos no eliminan químicos como metales pesados o pesticidas y no funcionan en manos grasosas o sucias. En estos casos, el jabón y el agua siguen siendo los mejores.

Algunos estudios han demostrado que los desinfectantes de manos que contienen cloruro de benzalconio como ingrediente activo son tan efectivos y posiblemente más efectivos que el alcohol para matar bacterias. El cloruro de benzalconio debe tener una concentración del 0,13 por ciento para ser efectivo.

Este desinfectante de manos se llamaba HandClens. El científico que creó el producto e hizo toda la investigación trabajó en un laboratorio que desde entonces ha sido cerrado. Esto no significa que no sea efectivo; simplemente no se ha investigado mucho para saber si es mejor que el alcohol. El cloruro de benzalconio podría ser perjudicial para algunas personas en concentraciones muy altas.

El CDC dice que los desinfectantes de manos que no tienen alcohol podrían no matar tantos gérmenes y sólo podrían reducir los gérmenes que crecen en lugar de matarlos completamente. Para tener la mejor eficacia contra los gérmenes, el desinfectante de manos debe tener un mínimo de 60 por ciento de alcohol.

¿Es seguro el desinfectante de manos?

Algunas personas piensan que el uso de un desinfectante de manos no es bueno, ya que evita que los humanos desarrollen una resistencia natural a los gérmenes. No hay ninguna evidencia de esa afirmación.

El alcohol es seguro para ser usado como antiséptico y no debería tener ningún efecto tóxico en la piel, pero su uso repetido podría causar una leve irritación o sequedad. Algunos estudios han demostrado que el uso repetido es menos irritante que lavarse las manos constantemente con jabón. Si la piel está dañada, el alcohol probablemente la irritará más. ¿Qué preferirías tener una leve irritación o contraer o distribuir una enfermedad?

Algunos médicos dirían a los padres que si no quieren que sus hijos tengan una alergia a los gatos, no se hagan con un gato. Los médicos han dicho esto a sus pacientes durante los últimos 50 años. Hay más pruebas de que si tienes gatos, podrías tener protección contra algunas alergias.

Esto es similar a la declaración anterior, pero no hay suficiente evidencia para apoyar esta idea de una manera u otra.

¿Funciona en la prevención de la gripe?

Esta es la mejor protección para cualquier tipo de cepa de gripe. Los desinfectantes de manos son muy eficaces para controlar la propagación de los virus de la gripe.

¿El desinfectante de manos sólo combate la gripe y los resfríos?

Los desinfectantes de manos funcionan en muchas enfermedades virales y bacterianas diferentes. Dependiendo de cuál sea la bacteria o el virus, puede ser menos o más susceptible o tolerante a los desinfectantes de manos. En la mayoría de los casos de los que la gente debe preocuparse en su vida diaria, como las infecciones gastrointestinales y respiratorias, la mayoría de los virus o bacterias que causan estas enfermedades son muy susceptibles a los desinfectantes de manos.

¿Deberían los trabajadores de la salud usar desinfectantes para manos?

Si una persona trabaja en un entorno en el que entra en contacto con humanos de forma regular, podría transferir gérmenes de un paciente a otro. Cualquier cosa que funcione para controlar las infecciones y prevenirlas será útil.

Siempre hemos tenido el problema de que los trabajadores de la salud cumplan las directrices de lavarse las manos a menudo porque suele ser muy inconveniente tener que parar cada pocos minutos y tomarse el tiempo para lavarse las manos. Tener un frasco de desinfectante de manos en cada sala de examen o habitación de paciente donde una enfermera o un médico puede bombear un poco en la mano antes de tocar al paciente hace que sea más rápido y fácil que tener que ir al lavabo y lavarse las manos con agua y jabón. Puede ayudar a reducir la transmisión de gérmenes. El desinfectante de manos es un éxito en todos los ámbitos.

¿Tiene alguna fecha de caducidad?

En realidad, no, el desinfectante de manos no caduca nunca. Probablemente verá una fecha de caducidad en el frasco del desinfectante porque la FDA le dice a los fabricantes que necesitan tener cosas específicas en el envase como una fecha de caducidad. Esta fecha es la última fecha en la que se supone que los ingredientes del producto siguen siendo efectivos. No importa si el fabricante hizo pruebas para ver cuánto tiempo el producto se mantiene seguro o si simplemente se les ocurrió una fecha por su cuenta. La FDA le dice a los fabricantes que hagan pruebas, pero no todos lo hacen.

El alcohol es un producto químico que tiene una larga vida útil según la hoja de seguridad de Sigma Aldrich, que es un proveedor de productos químicos. Esto básicamente significa que si el desinfectante de manos está sellado y mantenido a una temperatura ambiente estable, permanecerá con la misma consistencia por mucho, mucho tiempo.

El alcohol puede evaporarse fácilmente porque tiene un punto de ebullición bajo, y después de algún tiempo, a medida que la botella se abre y se cierra mucho, parte del alcohol podría escapar de la botella, y la concentración podría comenzar a disminuir. Si mantiene la botella cerrada y a una temperatura ambiente estable, tendrá un producto eficaz durante mucho, mucho tiempo.

¿Cómo y cuándo usar el desinfectante?

El CDC dice que debes lavarte las manos con agua y jabón siempre que puedas, ya que al lavarte las manos puedes reducir la cantidad de productos químicos y gérmenes en tus manos. Si no tiene agua y jabón disponibles, puede utilizar un desinfectante para manos para ayudarle a mantenerse alejado de la propagación de gérmenes y para ayudarle a mantenerse saludable. La guía para el uso del desinfectante de manos fue creada en base a la información de muchos estudios diferentes.

Los desinfectantes para manos que están hechos a base de alcohol pueden reducir la cantidad de microbios que hay en las manos, pero no eliminarán todos los gérmenes. ¿Por qué no pueden matar todos los gérmenes? El jabón y el agua todavía tienden a matar ciertos tipos de gérmenes más eficientemente que los desinfectantes de manos. Incluso aunque los desinfectantes de manos pueden hacer que la mayoría de los microbios se mantengan inactivos, pueden ser efectivos cuando se usan de la manera correcta. La gente podría no usar suficiente desinfectante o podría limpiarlo antes de que tenga tiempo de secarse.

Los desinfectantes para manos no son tan eficaces si las manos están cubiertas de grasa o suciedad. ¿Por qué? Los estudios han demostrado que los desinfectantes de manos funcionan muy bien en entornos como consultorios médicos, hospitales, centros de atención urgente, etc., donde las manos tocan los gérmenes más a menudo, pero no funcionan en manos muy sucias. Los datos han demostrado que podría funcionar en algunos gérmenes si las manos están sólo ligeramente sucias. Si las manos están muy sucias o grasientas como después de haber manipulado alimentos, haber practicado un deporte, haber trabajado en el jardín o mientras se pesca o acampa, los desinfectantes para manos no funcionarán tan bien. Es imprescindible que te laves las manos con agua y jabón.

Los desinfectantes de manos no pueden eliminar metales pesados, pesticidas y productos químicos nocivos de sus manos. Aunque no se han hecho muchos estudios sobre qué productos químicos pueden eliminar los desinfectantes de manos, un estudio muestra que algunas personas que utilizaban regularmente desinfectantes de manos tenían un mayor nivel de pesticidas en su corriente sanguínea. Si ha tocado productos químicos que son perjudiciales para usted, lávelos cuidadosamente con agua y jabón.

Si no tiene agua y jabón a mano, puede usar un desinfectante de manos. La mayoría de los estudios han demostrado que los desinfectantes de manos que tienen entre 60 y 90 por ciento de concentración de alcohol son los mejores para matar gérmenes que las concentraciones más bajas de alcohol. Estos desinfectantes de manos podrían reducir el crecimiento de los gérmenes en lugar de matarlos.

Cuando use un desinfectante para manos, aplíquelo en la palma de la mano y luego frote el producto sobre todas las superficies de la mano hasta que las manos estén completamente secas. Estos pasos para su uso se basaron en un procedimiento recomendado por el CDC. Se ha descubierto que decir a la gente que cubra completamente cada superficie de su mano le da la mejor desinfección.

Nunca ingiera desinfectante para manos, ya que puede causar intoxicación por alcohol. Los desinfectantes de manos a base de alcohol etílico son seguros si los usa como se indica, pero podría causar envenenamiento por alcohol si se traga unos cuantos bocados.

Entre los años 2011 y 2015, el centro de control de envenenamiento de los Estados Unidos recibió más de 85.000 llamadas sobre desinfectantes de manos y niños. Los niños podrían tragar accidentalmente desinfectantes para manos si están perfumados, tienen un color brillante o tienen un paquete atractivo. El desinfectante de manos, como cualquier otro producto químico en su casa, debe ser almacenado fuera del alcance de los niños pequeños. Sólo deben aplicarse bajo la supervisión de un adulto. El uso de tapas a prueba de niños puede reducir los envenenamientos en los niños pequeños.

Los adultos y los niños mayores pueden tragar el desinfectante para manos para intentar emborracharse.

Cinco peligros ocultos

El desinfectante de manos se ha convertido en la nueva norma para la mayoría de la gente en estos días. Se echa un chorro en la mano. Sientes una sensación de frescura, y luego te lo frotas en las manos. Instantáneamente, te sientes más limpio.

Suena como una alternativa más simple que usar agua para lavarse las manos. Es conveniente, portátil y rápido, especialmente si no hay agua corriente limpia cerca. El desinfectante de manos se puede encontrar en forma de líquido, espuma o gel.

Los desinfectantes de manos normalmente contienen algún tipo de alcohol junto con glicerina, fragancia y agua. Hay otros desinfectantes de manos que contienen compuestos llamados triclocarbán o triclosán. Este ingrediente se encuentra en la pasta de dientes y en los jabones. Normalmente se etiquetan como antisépticos, antimicrobianos o antibacterianos.

La FDA afirma que el triclosán puede conllevar algunos riesgos innecesarios, ya que sus riesgos aún no han sido probados.

Aunque el uso del desinfectante de manos es perfectamente seguro, puede terminar usándolo en exceso. El uso excesivo puede exponerlo a cosas que pueden terminar dañando su cuerpo de varias maneras.

Aquí están los cinco peligros que tal vez no conozcas:

1. Químicos tóxicos

Si tienes un desinfectante de manos perfumado, probablemente esté cargado de productos químicos que son tóxicos. Las compañías no tienen que compartir los ingredientes que usan para hacer sus esencias, y esto significa que podrían estar cargadas con un montón de químicos horribles.

Los ftalatos son un químico común usado en muchas fragancias sintéticas. Estos químicos interrumpen el sistema endocrino que puede cambiar el desarrollo de los genitales. También deberías estar atento a los parabenos. La mayoría de los productos para el cuidado de la piel los contienen. Son conservantes y pueden prolongar la vida del producto

2. Resistencia a los antibióticos

Los antibióticos funcionan muy bien en la lucha contra las bacterias. ¿Qué podría pasar si tu cuerpo crea una resistencia a dicho antibiótico y luego promueve una resistencia a esta bacteria?

El triclosán puede causar que el cuerpo humano se vuelva resistente a los antibióticos. Cuando usas desinfectantes de manos, puedes bajar tu resistencia a ciertas enfermedades porque estás matando las bacterias buenas que están trabajando para proteger tu cuerpo de las bacterias malas.

En un estudio realizado en los CDC, encontraron que los trabajadores de la salud que utilizaban más desinfectantes para las manos que el agua y el jabón corrían un mayor riesgo de contraer el norovirus, lo que podría conducir a casos agudos de gastroenteritis.

Estar demasiado expuesto a los antibióticos o usarlos de forma inadecuada podría llevar a que se volviera resistente a las bacterias. Esto hará que sea más difícil o casi imposible de tratar.

3. Sistema inmunológico debilitado

Como muchos desinfectantes de manos contienen triclosán, hay que tener cuidado al usarlos. Como ya hemos hablado antes, el triclosán tiene la capacidad de dañar el sistema inmunológico. Es importante que mantengamos un sistema inmunológico saludable porque es lo que nos protege de las enfermedades.

Los investigadores han descubierto que el triclosán podría afectar al sistema inmunológico de forma negativa. Puede comprometer el sistema inmunológico para que las personas sean más propensas a desarrollar alergias, y también puede hacerlas más vulnerables al Bisfenol A, una sustancia química, que es altamente tóxica. Esto se puede encontrar en los plásticos. En este estudio, a los adolescentes y niños que tienen altos niveles de triclosán se les diagnostican alergias y fiebre del heno más a menudo que a otros.

4. Alteración de las hormonas

Otro problema con el triclosán son los problemas con sus hormonas. La FDA afirma que el triclosán puede provocar trastornos en la producción hormonal que harán que las bacterias cambien las propiedades antimicrobianas que contiene. Esto hace que haya más cepas resistentes a los antibióticos. Algunas investigaciones han encontrado que el triclosán podría terminar cambiando la forma en que nuestras hormonas realizan sus funciones. Esto aumenta las preocupaciones y hace que se necesite más investigación para entender las formas en que afecta al cuerpo humano.

5. Envenenamiento por alcohol

Aunque el desinfectante de manos no contenga triclosán, no lo hace completamente seguro. El alcohol es el principal ingrediente de los desinfectantes de manos, ya que es lo que mata las bacterias. La FDA y el CDC recomiendan el alcohol isopropílico o etílico o una mezcla de ambos con una concentración de al menos el 60 por ciento.

Durante el mes de marzo de 2012, seis adolescentes de California fueron hospitalizados por intoxicación alcohólica después de ingerir el desinfectante. Esto lo convirtió en el último producto casero que se usó para tratar de emborracharse. Beber un par de chorros puede equivaler a beber unos cuantos tragos de cualquier licor.

No sólo los adolescentes hacen esto; los niños pequeños también lo han ingerido accidentalmente.

El desinfectante de manos tiene su lugar, y es genial tenerlo a mano cuando no tienes agua corriente cerca, pero úsalo con moderación y mantenlo fuera del alcance de los niños pequeños.

CAPÍTULO 3: RECETAS DE DESINFECTANTES DE MANOS

Hemos discutido la necesidad de una buena higiene y saneamiento. Eso significa que tenemos que asegurarnos de tener un buen desinfectante de manos a mano siempre que lo necesitemos, especialmente en situaciones donde el jabón y el agua corriente no están disponibles. Vamos a echar un vistazo a varias recetas diferentes de desinfectante de manos que puedes hacer y llevar contigo. Aunque normalmente se puede encontrar desinfectante de manos en las tiendas, hacer cosas con él puede ser más asequible y divertido.

A medida que lea estas recetas de desinfectantes, verá que hay algunas que no usan alcohol y que utilizan ingredientes naturales. Todas estas recetas te ayudarán a limpiarte las manos cuando lo necesites, pero ninguna de ellas ha sido probada en un laboratorio para comprobar su eficacia contra ciertas enfermedades, especialmente los ingredientes totalmente naturales. Si necesitas usar un desinfectante con el propósito de prevenir enfermedades, según el CDC, debes usar un desinfectante de manos que tenga al menos un 60% de alcohol. Dicho esto, los que no contienen alcohol son igual de buenos para una rápida limpieza de manos cuando no estás preocupado por una enfermedad.

Algo que debe tener en cuenta al hacer su propio desinfectante es el medio por el cual lo hace. Necesitas asegurarte de que todas las herramientas que estás usando han sido debidamente desinfectadas también. De lo contrario, toda la receta estará contaminada. Para desinfectar adecuadamente su equipo, debe lavarlo en agua jabonosa tibia a fondo, y luego enjuagarlo en agua corriente limpia. Puedes llevar esto un paso más allá sumergiéndolos en una solución desinfectante. Una solución desinfectante sería un galón de agua tibia mezclada con una cucharada de cloro sin aroma. Sumergirías tus artículos en la solución desinfectante, no los dejarías reposar mucho tiempo y los pondrías a secar al aire en un estante para platos limpio. Secarlos con un paño de cocina los volvería a contaminar.

La Organización Mundial de la Salud también sugiere que una vez que haya hecho su desinfectante de manos, lo deje reposar por lo menos 72 horas porque esto le dará al desinfectante la oportunidad de matar cualquier bacteria que pueda haber entrado en la mezcla durante el proceso de mezcla.

También notará que muchas de estas recetas requieren aceites esenciales. La compra de aceites esenciales puede ser un desafío ya que hay muchas opciones en el mercado, pero no todas son de buena calidad. Es importante que usted compre aceites esenciales de alta calidad, especialmente para los desinfectantes que dependen de los poderes antimicrobianos de los aceites. Antes de pasar a las recetas, quería cubrir rápidamente algunas cosas sobre los aceites esenciales para asegurarme de que consiguen los mejores aceites para los desinfectantes.

Los aceites esenciales son un aceite concentrado derivado de una planta. La mayoría de los aceites se extraen de la planta mediante presión en frío o destilación al vapor. Los aceites son extremadamente potentes, y por eso no es una buena idea ponerlos directamente sobre la piel sin diluirlos. Los aceites esenciales se encuentran en muchas cosas diferentes, desde el incienso y los perfumes hasta los cosméticos y los aromatizantes.

Cuando se trata de elegir los aceites esenciales, lo primero que querrás hacer es oler el aceite. Ahora bien, no tome una botella y sólo huela. Esto puede terminar causando un dolor de cabeza porque el aceite es fuerte. En su lugar, tome sólo la tapa y manténgala a unos cinco centímetros de usted y huela. Nunca te pongas aceite sin diluir en la piel porque podrías ser alérgico. También deberías tomar un descanso entre las olfateadas ya que no quieres abrumar tus sentidos. Esto puede terminar creando dificultad para discernir varias notas fragantes.

Una buena regla de ellas es evitar las compañías que ponen precio a todos los aceites esenciales al mismo precio. El proceso de extracción puede variar enormemente dependiendo del lugar, y no tendría sentido que el aceite esencial de agarwood, que cuesta unos 800 dólares la onza, se cotiza a un precio cercano al del aceite esencial de limón, que es de unos 15 dólares la onza. Precios baratos sugieren que el aceite es de baja calidad o sintético. El precio del petróleo se basa en la cantidad de materia prima que utilizan.

Además, nunca se debe comprar aceite esencial que haya sido diluido con aceite vegetal. Para saber si ha sido diluido, deje caer un poco en un pedazo de papel. Si termina formando un anillo aceitoso, entonces probablemente contenga aceite vegetal. Elija los aceites de las empresas que indiquen su nombre común y su nombre latino en la etiqueta, junto con el país de origen. Esto le hará saber que está comprando el aceite correcto en lugar de uno con nombre genérico. Por ejemplo, el aceite de sándalo puede provenir de varias formas diferentes de sándalo.

Los aceites esenciales reales siempre se venderán en botellas de vidrio azul o ámbar oscuro. El vidrio transparente permite que la luz entre y haga que el aceite se compre. Los aceites esenciales nunca deben venderse en envases de plástico porque los aceites sin diluir pueden disolver el plástico y contaminarlo. También debe ser menos en vez de más porque una botella de 10 ml normalmente durará varios meses. Si compras demasiado, probablemente se estropeará antes de que lo puedas usar.

Típicamente, los aceites deben usarse dentro de un año, pero su vida útil puede variar. Puedes extender su vida útil manteniéndolos en el refrigerador, pero no en el congelador.

Desinfectante de manos #1

Aceite esencial - esto es opcional, pero puedes usar unas pocas gotas de aceite de lavanda o de árbol de té

Aceite de vitamina E o glicerina vegetal, 24,5 ml - opcional, pero esto añade propiedades humectantes

Aloe Vera, 1 cucharada - esto evita que el alcohol se seque las manos

Alcohol de 190 grados, 44 ml (al menos 120 grados, o puedes usar alcohol isopropílico 70%+ para frotar).

Para hacer tu desinfectante de manos, todo lo que necesitas hacer es añadir todo a un tazón y mezclarlos juntos. Una vez que estén combinados, coloca el desinfectante en un frasco con tubo flexible para que sea fácil de usar. Esta receta le proporcionará dos onzas líquidas de desinfectante.

Desinfectante de manos natural #1

Este desinfectante de manos casero es genial porque utiliza ingredientes totalmente naturales y recibe todas sus maravillosas propiedades antibacterianas y antivirales de un cóctel de aceites esenciales. Aunque este desinfectante de manos en particular nunca ha sido probado en un laboratorio para su eficacia, contiene ingredientes antimicrobianos generalmente aceptados que es bueno usar en las manos, y en las manos de sus seres queridos.

Agua destilada, o al menos filtrada, hervida y enfriada.

Aceite del árbol del té, 5 gotas

Aceite esencial de naranja, 5 gotas

Aceite esencial de limón, 5 gotas

Avellana de bruja con aloe, vodka o alcohol de 190 grados, 44 ml

Aceite de vitamina E, 5 gotas - opcional

Botella de spray oscuro de 57 ml.

Abre la botella de spray y añade el aceite de vitamina E junto con el alcohol o la hamamelis y los aceites esenciales. Enrosque la tapa y agite bien la botella durante 15 o 20 segundos para mezclarlo todo.

Abrir la botella de nuevo, y llenarla el resto del camino con el agua destilada. Vuelva a enroscar la tapa y agite durante otros 15 o 20 segundos. Puedes imprimir una etiqueta para colocarla en la botella para que sepas exactamente lo que hay dentro. Cuando quieras usar este desinfectante, asegúrate de agitarlo primero y luego rocía abundantemente en tus manos y frótalas hasta que se sequen.

Tomemos un momento para hablar de los ingredientes de estas recetas en particular. Los aceites esenciales de limón y naranja son ambos desinfectantes naturales. Se ha demostrado que el aceite del árbol del té puede matar hongos, moho, bacterias y virus. También tiene propiedades antiinflamatorias naturales.

Si usted tiende a ser sensible a la luz, es mejor usar esto con precaución. Tanto el aceite de naranja como el de limón pueden causar fotosensibilidad, lo que significa que su piel será más sensible a la luz del sol. Los aceites de estas recetas están muy diluidos, pero es mejor tener precaución si ya eres propenso a las quemaduras de sol. Hay muchos aceites esenciales diferentes que tienen propiedades antisépticas, así que siempre puedes experimentar con los que no causan fotosensibilidad.

La hamamelis o el alcohol se utiliza para diluir los aceites esenciales, así como para añadir propiedades antisépticas adicionales. La hamamelis es la menos antimicrobiana de las opciones de estas recetas, pero también puede nutrir tus manos, especialmente si eliges una con aloe vera. El vodka, o cualquier alcohol, es el estándar de oro en cuanto a propiedades antimicrobianas. La mayoría de los vodkas que se pueden encontrar en las tiendas tienen entre 40 y 45 por ciento dc alcohol, que es de 80 a 90 grados. Esta receta se diluirá aún más. Esto lo convierte en un desinfectante de "medio camino". Si quieres llegar a las más altas propiedades anti-microbianas, entonces necesitarás usar alcohol de grano de alta graduación, como el Everclear 190. Es 95% de alcohol sin diluir, y una vez mezclado en esta receta pone el porcentaje cntre 70 y 75. Esto tiende a ser muy seco.

Desinfectante de manos #2

Aceites esenciales, 10 gotas - el aceite de lavanda es una buena opción, o puedes usar jugo de limón.

Gel de aloe vera, 59 ml

Alcohol isopropílico, 177 ml

Añade todo en un tazón y mezcla todo junto. Luego puedes usar un batidor para batirlo todo para que se convierta en un gel. Una batidora eléctrica de mano puede ser más fácil de usar. Usando un embudo, vierta la mezcla en botellas exprimibles vacías para facilitar su uso. Etiqueta los frascos con desinfectante de manos para que no se usen accidentalmente para otra cosa.

Desinfectante de manos #3

Aceite del árbol del té

Gel de aloe vera, 53 ml

Alcohol isopropílico, 160 ml
Todo lo que necesitas hacer es mezclar el aloe y el alcohol y luego añadir unas gotas de aceite

del árbol del té para darle un poco de mejor aroma. También añade algunas propiedades anti-microbianas. Viértalo en un frasco con bomba y etiquételo. Puedes ajustar el tamaño de esta receta fácilmente. Todo lo que necesitas hacer es asegurarte que tienes una proporción de 3:1 de alcohol en el gel de aloe vera.

Desinfectante de manos #4

Botella de spray

Agua destilada, 85 ml

Peróxido de hidrógeno, 18 ml

Glicerina o glicerol, 6 ml

Alcohol isopropílico, 341 ml

La mayoría de las recetas que hemos probado son geles, y aunque funcionan bien, tienden a dejar las manos pegajosas, lo que puede resultar molesto. Este es un desinfectante de manos en aerosol, y tiene una potencia más fuerte que cualquier otra receta de desinfectante de manos que hemos repasado o que revisaremos. Está creado en base a las recomendaciones de la Organización Mundial de la Salud. Además, el glicerol se utiliza en esta receta para asegurarse de que no se sequen las manos con el alcohol. Normalmente se puede encontrar fácilmente en Internet, pero si no se puede usar en esta receta, simplemente asegúrese de hidratar las manos después de usar este desinfectante.

Muy bien, comienza mezclando el alcohol con el glicerol hasta que esté bien combinado. Agregue el peróxido de hidrógeno junto con el agua destilada. Si no tiene agua destilada, puede también hervir el agua del grifo y dejarla enfriar antes de usarla. Si no tienes la mayor concentración de alcohol isopropílico, no uses tanta agua porque quieres mantener la potencia del alcohol.

Luego vierta la mezcla en algunas botellas de spray. Cuando necesite usarla, rocíe en sus manos y frótelas hasta que se seque. También puedes usar esto como un spray de limpieza en un apuro.

Desinfectante de manos #5

Alcohol de 190 grados, 55 ml

Aceite esencial de limón, 6 gotas

Aceite esencial de abeto, 10 gotas

Aceite esencial de árbol de té, 20 gotas

Glicerina vegetal, 3 ml

Ponga los aceites esenciales y la glicerina en un frasco de vidrio de 56 ml. Agítelo todo y luego añada suficiente alcohol a la botella hasta que esté casi llena. Vuelva a atornillar la tapa y agítela hasta que todo esté bien combinado. Antes de usar el desinfectante, agite la botella suavemente y rocíe en las manos. Frótelas hasta que estén secas.

Desinfectante de manos natural #2

Aceite esencial de destructor de gérmenes, 20 gotas

Gel de aloe vera, 59 ml

Mezclar los dos ingredientes hasta que estén bien combinados y luego verterlos en un tubo de silicona reutilizablc. Úsalo cuando lo necesites.

Puede que no hayas oído hablar del aceite esencial destructor de gérmenes, pero es una mezcla de aceites esenciales bastante popular entre la gente que le gusta usar limpiadores verdes. La mezcla de aceites esenciales incluye limón orgánico para un estallido de energía, mejorana orgánica y lavanda orgánica para la relajación, y cicuta de abeto orgánico y Rosalina orgánica para la congestión. La mezcla de aceites esenciales también se puede utilizar para otros fines. A algunas personas les gusta mezclarlo con un aceite portador y frotarlo en el pecho de su hijo como descongestionante natural. También puede ser mezclado en un spray de limpieza para desinfectar su casa. Si no quiere comprar la mezcla, puede simplemente añadir unas gotas de cada uno de los aceites esenciales mencionados anteriormente.

Desinfectante natural para manos #3

Aceite de vitamina E, 6 ml

Avellana de bruja, isopropilo o alcohol de grano, 57 ml

Gel de aloe vera, 28 ml

Aceite del árbol del té, 25 gotas Aceite esencial de hierba limón, 6 gotas

Aceite esencial de lavanda, 10 gotas

Botella de vidrio de spray, 57 ml

Esta receta hace suficiente desinfectante para llenar dos botellas de dos onzas.

Añade el aceite de vitamina E y los aceites esenciales en un pequeño recipiente de vidrio o tazón y mézclalos para mezclarlos. Añada el alcohol o la hamamelis y mezcle todo una vez más. Vierta esto en el gel de aloe vera y mezcle todo muy bien.

Transfiera la mezcla a botellas de spray limpias. El uso de botellas de color ayudará a proteger sus elementos esenciales de la luz del sol. Este es un gran desinfectante para llevar cuando se viaja y puede ser fácilmente lanzado en una mochila o bolso. Asegúrese de agitarlo suavemente antes de usarlo.

También puede mezclarlo y ponerlo en una botella con bomba para guardarlo en su casa. Cuando use alcohol y vitamina E, el desinfectante debe durar varios meses porque actúan como conservantes.

Desinfectante de manos natural #4

Aceite de vitamina E, 6 ml

Gel de aloe vera, 53 ml

Alcohol para frotar o hamamelis, 18 ml

Aceite esencial, 3 gotas... quieres añadir aceites esenciales con propiedades purificantes. Estos incluyen mezcla de ladrones, eucalipto, romero, canela, clavo, menta, tomillo o lavanda

Aceite esencial de árbol de té, 2 gotas

Todo lo que necesitas hacer para hacer este desinfectante de manos es verter todos los ingredientes en un tazón y mezclarlos juntos. Luego vierte la mezcla en un tubo de presión, y listo. Puede que quieras agitar un poco el desinfectante antes de usarlo ya que los aceites esenciales tienden a separarse.

Desinfectante de manos 3 en 1

Agua destilada

Aceite del árbol del té

Gel de aloe vera

Para esta receta, tienes que elegir qué tipo de desinfectante quieres: gel, loción o líquido. Si quieres un sanitizante en gel, necesitarás un tubo de presión. Los desinfectantes líquidos necesitarán un atomizador, y la loción funciona bien en botellas con bomba. Si quieres poder llevarlos contigo, necesitarás botellas de entre cuatro y seis onzas. Cada tipo utilizará una variación de los ingredientes mencionados anteriormente.

Para el gel desinfectante de manos, usará sólo el gel de aloe vera y el aceite del árbol del té. Si no quiere que sea pegajoso, asegúrese de que sea un gel de aloe vera de alta calidad, y asegúrense de que sea 100% aloe. Tome su tubo de compresión y llénelo casi completamente con el gel de aloe. Añada de dos a ocho gotas de aceite del árbol del té. La cantidad de aceite que use dependerá de la calidad de su aceite. Mézclelos y enrosque la tapa.

Para el desinfectante de manos líquido, sólo usará el aceite del árbol del té y el agua destilada. Comience por llenar su botella de spray con agua destilada. Para una botella, de cuatro a seis onzas, necesitará agregar de dos a ocho gotas de aceite del árbol del té, dependiendo de la calidad de su aceite. Agítelo para combinarlo. Necesitará agitarlo antes de usarlo.

Para el desinfectante de la loción, usará los tres ingredientes. Llene la botella hasta la mitad con el agua destilada. Añada un poco de aloe, mezclando después de cada adición, hasta que alcance la consistencia que desee. Puede añadir más agua si lo necesita. Una vez más, mezcle de dos a ocho gotas del aceite del árbol del té. Si utiliza una botella de bomba más grande para su loción, necesitará utilizar más aceite del árbol del té.

Desinfectante de manos #6

Aceite esencial de lavanda, 2 gotas

Aceite esencial de clavo, 2 gotas

Aceite esencial de canela, 4 gotas

Aceite esencial de naranja, 4 gotas
Alcohol, 158 ml

Avellana de bruja, 1 oz

Gel de aloe vera, 79 ml

Como siempre, tienes que asegurarte de que el alcohol que estás usando es del 60% o más, y por eso a la mayoría de la gente le gusta usar alcohol de grano Everclear o el 99% de alcohol de frotar. Mezcle todos sus ingredientes y luego viértalos en una botella exprimible.

CAPÍTULO 4: TOALLITAS DESINFECTANTES CASERAS

A las empresas les gusta hacernos creer que necesitamos toallitas para cada cosa que tenemos en nuestras casas, como las nalgas de los bebés, las caras, los baños, las encimeras, los grifos, etc. Seré el primero en admitir que solía comprar estas toallitas todo el tiempo. Tenía un contenedor de éstas debajo de cada fregadero. Se sentaban en su sitio justo al lado de otros limpiadores químicos y las toallas de papel.

Me desperté un día y me di cuenta de que eran muy derrochadoras, y gasté mucho dinero en ellas a lo largo de los años. ¿Qué pasó con el uso de una esponja, un trapo viejo o un trapo viejo para limpiar y desinfectar los mostradores? Esos días han desaparecido hace mucho tiempo después de que las compañías descubrieran cómo fabricar toallitas llenas de todo tipo de productos químicos que son perjudiciales para nuestra salud. Las hicieron rápidas y convenientes y no tuvimos que pensar en ello. Estas compañías no pueden ganar dinero si recuperamos nuestras carteras y aprendemos a fabricar nuestras propias toallitas desinfectantes.

Algunas de las recetas que encontrarás a continuación utilizan toallas de papel, que también se tiran a la basura, pero la diferencia es que tú las haces con limpiadores saludables que no dañan a tu familia ni a tus mascotas. Otras recetas utilizan materiales reutilizables como calcetines viejos que no tienen mates, camisetas cortadas, sábanas cortadas, paños viejos, etc.

No hay necesidad de toallitas comerciales

La mayoría de la gente gasta más de 70 dólares en toallitas limpiadoras cada año. Éstas son empaquetadas en plástico y eventualmente se tiran a la basura. Puedes elegir si quieres usar toallas de papel o trapos viejos para hacer tus toallitas.

Además de ser extremadamente caras, las toallitas que compras en la tienda están llenas de químicos dañinos, como la lejía como desinfectante. Sí, la lejía mata gérmenes, pero tiene muchos efectos secundarios dañinos que estas compañías conocen desde hace años.

¿Por qué no hacer su propia toallita de limpieza que va a desinfectar su casa con ingredientes totalmente naturales como aceites esenciales, vinagre y alcohol de grano? Si quieres una toallita que pueda ser reutilizada, encuentra un calcetín viejo, camisetas, sábanas, paños de lavar, etc. que puedas reutilizar para ellos.

Las toallitas caseras son muy fáciles de hacer, y le ahorrarán mucho dinero a largo plazo. La mayoría de las recetas de abajo dejarán sus superficies brillantes y no dañarán a sus seres queridos. Si no te gusta el aceite esencial que una receta indica, no dudes, cámbialo por uno que te guste.

Limpieza contra desinfección

La mayoría de la gente no sabe que hay una diferencia entre desinfectar y limpiar. Cuando se desinfecta, se matan los gérmenes y los virus de los objetos y las superficies. Cuando limpias, te deshaces de las impurezas, líquidos, comida y suciedad de las superficies.

La mayoría de las recetas de limpieza casera que existen son excelentes para la limpieza diaria, pero no son el mejor desinfectante. Si quieres hacer una toallita desinfectante efectiva, la solución debe estar hecha de alcohol que no sea menos del 70 por ciento de alcohol puro como el alcohol de grano, que es de 140 grados o alcohol isopropílico que es más conocido como alcohol de frotar.

Es fácil hacer toallitas desinfectantes que no contengan químicos fuertes; todo lo que necesitas es una buena receta, y nosotros te cubrimos.

Los tres ingredientes más comunes

Alcohol

El alcohol es un antiviral y antibacteriano natural. Se preguntarán cómo puede el alcohol matar las bacterias y los virus. El alcohol causa daños a las paredes celulares de los organismos. Esto permite que el alcohol entrar en ese organismo y, básicamente, destruirlos.

El CDC recomienda que se use alcohol que no sea menos del 70 por ciento de alcohol puro. Puedes usar alcohol isopropílico (alcohol para frotar) o etanol (alcohol de grano). Ambos son grandes desinfectantes. Aquí hay algunos alcoholes que pueden ser usados para hacer un gran desinfectante de superficies para matar gérmenes y virus.

Necesitas buscar productos de etanol que tengan al menos 140 grados o más. Todos estos son alcoholes bebibles. Puedes encontrarlos en tu licorería local.

o Grano de Oro: 95 por ciento de alcohol, 190 grados.

o Vodka Spirytus: La mayoría de los vodkas que se venden en los EE.UU. son sólo de alrededor de 40 u 80 grados. Si puedes encontrar vodka Spirytus, tiene un 96 por ciento de alcohol o 192 grados. Cuando uses vodka en tus toallitas desinfectantes, asegúrate de elegir uno que no sea menor de 140 grados.

o Everclear: 92.4 por ciento de alcohol, 190 proof

Debes buscar productos de alcohol isopropílico en la sección de farmacia de tus tiendas locales.

Encuentra botellas etiquetadas como alcohol isopropílico. Puedes encontrar diferentes porcentajes:

o Alcohol 99 por ciento para frotar

o Alcohol 91 por ciento para frotar

o Alcohol 70 por ciento para frotar

Aceite esencial

Hay varios aceites esenciales que tienen propiedades antimicrobianas, antisépticas, antifúngicas, desodorantes, antibacterianas y antivirales. Cuando los aceites esenciales se usan de la manera correcta, pueden ser muy buenos para matar gérmenes, y son seguros para ser usados alrededor de niños pequeños. Cuando se combinan los aceites esenciales, pueden dar suficiente protección para matar patógenos como la salmonela, el SARM y el E. coli. Los aceites esenciales son un producto increíble. Son buenos para muchas cosas diferentes. Los que se enumeran a continuación serían estupendos para usar en cualquier toallita desinfectante.

1. Menta: antiviral, antibacteriano, antiséptico

2. Tomillo: antiséptico, antimicrobiano, antifúngico, antiviral, antibacteriano.

3. Clavo: antifúngico, antibacteriano, antiséptico, antiviral

4. Canela: antiséptico, antimicrobiano, antiviral, antimicótico, antibacteriano

5. Romero: antimicrobiano, antifúngico, antibacteriano, antiséptico

6. Eucalipto: antimicrobiano, antiséptico, antiviral, antimicótico, antibacteriano

7. Naranja: antimicótico, antiviral, antiséptico

8. Limón: antimicótico, antiviral, antiséptico, antimicrobiano.

9. Geranio: antiséptico, antiviral, antimicótico, antibacteriano

10. Lavanda: antimicrobiana, antifúngica, antibacteriana, antiviral, antiséptica

11. Árbol del té: antibacteriano, antiviral, antiséptico, antimicrobiano, antimicótico

Peróxido de hidrógeno

Los estudios han demostrado que los virus pueden ser desactivados con toallitas desinfectantes que contienen un 0,5 por ciento de peróxido de hidrógeno si se mezclan con alcohol.

El vinagre y el jabón de Castilla no son amigos

El vinagre es genial para ser usado para limpiar y desinfectar superficies. Muchas recetas de toallitas desinfectantes usan el vinagre como desinfectante principal. Si una receta pide jabón castellano junto con vinagre,no dará buen resultado. El vinagre es ácido mientras que el jabón es básico. Van a reaccionar entre sí y se anularán mutuamente. El vinagre hará que el jabón vuelva a su forma aceitosa original. Tendrás un producto blanco, cuajado, aceitoso y asqueroso que no hará nada. pero el jabón y el vinagre no se mezclarán al hacer toallitas desinfectantes.

Dónde usar las toallitas

Estas toallitas desinfectantes pueden usarse en cualquier habitación de su casa y en la mayoría de las superficies. La superficie debe ser dura y no porosa.

Fuera

> Aviones: respaldo, bandeja, cinturón de seguridad, ventilación...
> Mesas de restaurante

> Los carros de la compra

> La palanca de cambios y los volantes de los coches

En el hogar

> Pomos de puertas

> Interruptores de luz

> Termómetros

> Teléfonos

> Ratón de ordenador, teclado, pantalla

> Mandos a distancia

Baño

Grifos de encimera
Inodoro

Interruptores de luz

Pomos de las puertas

Bañeras

Cocina

Mango del horno

botones del grill

Tirador del frigorífico

Interruptores de luz

Grifo

Encimera

Basura

Cualquiera de las siguientes recetas podría ser duplicada. La mayoría de éstas están usando un rollo de toallas de papel que han sido cortadas por la mitad. Si duplicas la receta, puedes hacer dos contenedores de toallitas a la vez.

Toallita desinfectante #1

Aceite de romero, 5 gotas

Aceite de eucalipto, 5 gotas

Aceite de canela, 10 gotas

Aceite de clavo, 15 gotas

Aceite de limón, 20 gotas

Peróxido de hidrógeno, 4 ml

Alcohol de elección, 711 ml

Ponga todos los ingredientes anteriores en una jarra grande o una taza medidora y mézclelos bien.

Encuentra un recipiente que tenga una tapa hermética. Tiene que ser de acero inoxidable o de vidrio para que no diluyan los aceites esenciales. Algunos plásticos como el plástico #2 PET o el plástico #1 HDPE también funcionarán bien. El contenedor debe ser lo suficientemente grande para contener al menos 30 o 40 toallas de papel junto con la solución desinfectante.

Una vez que tenga su contenedor, vierta dos vasos de la solución en él.
Ahora quieres preparar las toallas de papel. Puedes usar cualquier toalla desechable para invitados, servilletas de cena, o toallas de papel. Asegúrate de que lo que sea que elijas sea un papel de alta calidad que sea bastante grueso para que pueda soportar ser usado.

Use alrededor de 30 a 40 toallitas "select-a-size". Si está usando toallas de papel, doble cada una por la mitad. Luego apílalas una encima de la otra. Ahora colóquelas en su contenedor.

Gira suavemente el recipiente de lado y muévelo para que las toallas puedan absorber el líquido.

Vierte el resto de la solución en el recipiente. Asegúrate de que todas las toallas se mojen. Debería haber alguna solución en el fondo del recipiente. Esto mantiene las toallitas húmedas.

Asegúrese de colocar una etiqueta en el recipiente.

Para usar las toallitas: asegúrese de que la superficie se haya limpiado de cualquier suciedad visible. Saque una toallita de su contenedor y asegúrese de que esté húmeda. Limpie la superficie que desea desinfectar hasta que pueda ver que está mojada. Deje que la superficie se seque de forma natural.

Toallita desinfectante #2

Tijera

Aguja
Pintura en aerosol (opcional)

Aceite esencial a elección, 10 gota

Jabón líquido para platos, 1 cucharadita

Alcohol para frotar, 59 ml

Agua, 59 ml

Vinagre, 59 ml

Cuchillo afilado

Rollo de toallas de papel

Bote de café con tapa

Los ingredientes anteriores no te costarán mucho dinero, y esto significa que puedes hacerlos y tenerlos en cada habitación de tu casa. El vinagre es muy bueno para la limpieza, además de que mata las bacterias, el moho y los gérmenes. Puedes usar cualquier jabón para platos que uses normalmente.

Puedes pintar la vieja lata de café si quieres. Depende totalmente de ti.

Para hacer las toallitas, corta las toallas de papel por la mitad con un cuchillo. Un cuchillo de sierra funciona mejor. Empújelas hacia abajo en la lata.

Ahora, mezcla el agua, el alcohol, el jabón para platos y el vinagre en un tazón. Tiene la opción de añadir un poco de aceite esencial a sus toallitas si lo desea.

Vierta el líquido lentamente sobre las toallas. Cuando se hayan saturado totalmente, puedes quitar la pieza central de cartón. Esto te permite tirar de las toallas de papel desde el centro.

Empuja la aguja a través del centro de la tapa un par de veces y luego toma las tijeras y corta una X en el medio. Ahora puedes pasar las toallas de papel a través de la X y asegurar la tapa de la lata. Si las toallitas comienzan a secarse, agregue un poco más de agua.

Úsalo como quieras.

Toallitas desinfectantes reutilizables #3

    Tarro de vidrio con tapa sellable 10 paños viejos

    Aceite de limón, 10 gotas

    Jabón para el plato Dawn

    Alcohol para frotar, 177 ml

    Agua destilada, 711 ml

Si tienes agua limpia del grifo, por supuesto, úsala para ahorrar dinero. De lo contrario, podrían dejar marcas en las superficies que están tratando de limpiar.

Tienes que decidir el tamaño que quieres de tus toallitas. Si son paños de tamaño normal, lo mejor sería cortarlos por la mitad. Si tienes superficies más grandes, puedes dejar algunas enteras. Añade las toallitas al frasco.

Mezcle el aceite de limón, el alcohol, el jabón para platos y el agua en un tazón. Vierta esta mezcla sobre los paños. Ponga la tapa en el tarro y úsela cuando la necesite.

Cuando los paños se ensucien, sólo hay que tirar los coágulos sucios a la lavadora para que queden bien limpios. Haz más solución y sigue adelante.

Paños desinfectantes #4

Puede poner sus toallitas en un viejo contenedor de toallitas para bebés o en un contenedor de plástico si quiere tenerlas a su alcance. También puede colocar esta solución en un frasco de spray y simplemente rociarla en sus superficies y limpiarlas.

Paños o trapos viejos de su elección
Amoníaco, 2 cucharadas

Jabón para la madrugada, 1 cucharadita

Alcohol para frotar, 59 ml

Agua, 237 ml

Cortar los paños o el material en cuadrados que midan cuatro por seis pulgadas. Si los paños son bastante pequeños, probablemente no será necesario cortarlos.

Mezcle todos los ingredientes y viértalos sobre los trapos. Puede que tengas que ajustar la cantidad que haces dependiendo de cuántos trapos tengas. Debes asegurarte de que tienes suficiente solución para mojar todos los trapos. Si preparas más solución que no cabe en tu recipiente, simplemente guárdala en un frasco de aerosol y úsalo como un limpiador en aerosol.

Una vez que los trapos se ensucien, lávalos en la lavadora para volver a usarlos.

Toallitas desinfectantes #5

Jabón de cocina, 18 ml

Alcohol para frotar, 237 ml

Agua caliente, 474 ml

Toma un rollo de toallas de papel y córtalas por la mitad. Colóquelas en un recipiente de plástico y vierta la mezcla sobre las toallas. Cuando las toallas estén húmedas, deberías poder sacar el centro del cartón para que las toallitas salgan del centro.

Toalla desinfectante #6

Aceite de limón, 35 gotas

Aceite de árbol de té, 30 gotas

Agua destilada, 355 ml

Jabón de Castilla, 711 ml

Vodka,

Cualquier tipo de trapo o tela que quieras usar

Mezcla los aceites, el agua, el jabón y el alcohol en un tazón.

Ponga algunos de sus paños en un recipiente de vidrio y vierta un poco de la solución en él.

Repita este proceso hasta que todos los paños hayan absorbido toda la solución.
Coloca la tapa del recipiente y hazlo girar para asegurarte de que todo esté completamente saturado con la solución.

Cuando esté listo para usar sus paños, saque uno del recipiente y retuerza el exceso de solución en el mismo. Límpielas sobre la superficie que desea desinfectar en su casa.

No reutilice sus paños. Guárdelos para lavarlos normalmente.

Toallita desinfectante #7

Rollo de toallas de papel

Aceite del árbol del té, 3 gotas

Jabón para platos Dawn, 18 ml

Alcohol isopropílico, 237 ml

Agua, 474 ml

Tome su rollo de toallas de papel y córtelas por la mitad con un cuchillo de sierra.
Colóquelas en el recipiente que desee. Un contenedor vacío de toallitas funciona muy bien.

Ponga el agua, el alcohol, el jabón para platos y el aceite del árbol del té en un recipiente y mézclelos bien.

Vierta suavemente esto alrededor del centro del rollo de papel toalla hasta que el cartón esté húmedo. Sigue vertiendo hasta que puedas sacar fácilmente el cartón del centro de las toallas de papel.

Tire de las toallas hacia arriba desde el centro y vuelva a colocar la tapa.
Manténgalas en un recipiente hermético que esté bien cerrado.

Toallitas desinfectantes #8

Aceite simple y limpio, 20 gotas**

Jabón para platos Dawn, 6 ml

Alcohol para frotar, 59 ml

Agua destilada, 474 ml

Trapos o telas viejas

Tarro de albañilería de un 1 litro

Ponga el aceite esencial, el jabón para platos, el alcohol para frotar y el agua en el frasco de un cuarto de galón. Ponga la tapa en el frasco y agítelo suavemente para mezclarlo.

Quita la tapa del tarro y añade los paños o trapos. Continúe añadiendo hasta que toda la solución se haya absorbido y luego añada un paño adicional.

Ponga la tapa del tarro y déle la vuelta durante un par de minutos.
Las toallitas están listas para ser usadas.

Al igual que con cualquier toallita desinfectante, úselas en cualquier superficie de su elección. Ponga las toallitas usadas en una cesta, u otro recipiente hasta que esté listo para lavarlas. Haga otra tanda de la solución, lave sus paños y continúe usándolos.

Si tiene un montón de calcetines sin pareja, funcionarán muy bien como toallitas desinfectantes.

**La mezcla de aceites esenciales de Simple Clean es una mezcla de aceites esenciales de árbol del té, pino, naranja dulce, ciprés, abeto balsámico, limoncillo, cedro y limón. Si no puedes encontrar Simple Clean o no quieren comprarlo, podrían mezclar los aceites que aparecen aquí y hacer el suyo propio.

Toallitas desinfectantes #9

Rollo de toallas de papel

Aceite de naranja, 10 gotas

Jabón para platos Dawn, 18 ml

Alcohol isopropílico, 296 ml

Agua destilada, 474 ml

Encuentre un contenedor de toallitas vacío u otro contenedor que sea lo suficientemente grande como para que quepa un rollo de toalla de papel.

Cortar el rollo de toallas de papel por la mitad con un cuchillo dentado grande. Colóquelo dentro del recipiente.

Mezcle el jabón para platos, el alcohol y el aceite esencial en un recipiente. Vierta lentamente esta mezcla sobre el centro de cartón de las toallas. Una vez que esté lo suficientemente húmedo, puede sacar el cartón.

Esto debería permitirle tirar de las toallas de papel hacia arriba desde el centro.

Aerosol desinfectante

Botella de spray

Aceites esenciales de elección

Alcohol, alcohol para frotar o alcohol de grano de 90 grados

Vierta el alcohol en su botella de spray.

Añade unas 10 gotas de cada aceite esencial que quieras usar. Mire la lista de arriba para elegir los que tienen las mejores cualidades desinfectantes.

Ahora, ¡agítese, agítese, agítese!

Eso es todo. Ya está. Rocíe cualquier superficie que quiera desinfectar y limpie con un paño o una toalla de papel.

Si tienes una botella grande de spray, sólo tienes que verter el alcohol en la cantidad deseada que quieras hacer. Añade suficiente aceite esencial para que el olor a alcohol desaparezca.

Toallitas desinfectantes reutilizables #11

Aceite de lavanda, 5 gotas

Aceite del árbol del té, 5 gotas

Alcohol para frotar, 118 ml

Jabón líquido de Castilla, 18 ml

Agua destilada, 237 ml

Contenedor de toallitas para bebés vacío

Paños viejos, paños cortados o calcetines sin pareja.

Dobla todos los calcetines, paños o toallas y ponlos dentro del contenedor.
Coge una taza medidora de cristal y vierte los aceites esenciales, el alcohol, el jabón de Castilla y el agua. Bata para mezclar bien.

Vierta los paños hasta que estén todos mojados. Mantén la tapa puesta y úsala cuando sea necesario.

No vuelvas a poner los paños usados en la mezcla ya que esto contaminaría la solución. Ponga los usados a un lado hasta que esté listo para lavarlos y hacer un nuevo lote de desinfectante.

Cuando esté listo para lavar, simplemente lávelo en su lavadora como lo haría con cualquier otra cosa.

Toallitas desinfectantes reutilizables #12

10 X 10 piezas de camisetas viejas

Entre 15 y 20 frascos de Mason, 1 litro, boca ancha, con tapa

Aceite de bergamota, 4 gotas

Aceite de lavanda, 8 gotas

Aceite de limón, 15 gotas Vinagre blanco, 177 ml

Agua destilada, 177 ml

Coloca todos los ingredientes líquidos en el frasco de albañilería, coloca la tapa y gira para combinarlos.
Dobla los trozos de tela y colócalos en el líquido. Presiona cada uno firmemente para que absorba las soluciones. Coloca la tapa firmemente y da vuelta el frasco para asegurarse de que todo esté empapado.

Guárdelo en un lugar oscuro y fresco para preservar los aceites esenciales.

Cuando esté listo para usar, saque un paño del tarro y escurra el exceso de líquido. Después de usar el paño, enjuague con agua fría y déjelo a un lado hasta que esté listo para lavar.

Aerosol desinfectante

Hemos repasado muchas recetas de toallitas desinfectantes, pero tengo un último desinfectante para ti. Este es un spray desinfectante que puedes usar para desinfectar tu casa después de haberla limpiado. Este es un spray que puedes rociar sobre todo en tu casa, incluyendo el sofá, la cama y las almohadas. No necesita ser limpiado. Simplemente rocíe, déjelo secar y la superficie no se limpiará temporalmente de gérmenes.

Aceite esencial de árbol de té, de 5 a 60 gotas - también puede usar aceite esencial de lavanda si prefiere

Vinagre blanco destilado, 118 ml

Alcohol de 100 grados, 355 ml - puedes usar un alcohol de mayor graduación si quieres, puedes conseguir Everclear 190. Sin embargo, no quiere usar alcohol para frotar ya que puede dañar las superficies barnizadas o pintadas.

Usando una botella de spray de 16 onzas, vierta el alcohol y seguido de los aceites esenciales. Enrosque la tapa y agite la botella para combinar el alcohol y los aceites. Abra la botella y añada el vinagre. Agitar la botella una vez más para combinar todo. Ya que contiene vinagre, debe evitar usar este spray en superficies de piedra, como mármol y granito. Si tiene superficies de piedra en su casa, puede simplemente añadir una taza extra de alcohol ½ a la receta.

Agite bien la botella antes de usar el desinfectante.

Tenga en cuenta que el alcohol de 100 grados no es lo mismo que el alcohol de 100%. 100 grados es sólo 50% de alcohol, y es el mínimo que debes usar en cualquier receta de desinfectante

CONCLUSIÓN

Gracias por haber llegado hasta el final de Desinfectante de manos casero, esperemos que haya sido informativo y capaz de proporcionarle todas las herramientas que necesita para alcanzar sus objetivos, sean cuales sean.

Es importante que todos los días practiquen una buena higiene. Al hacerlo, ayuda a reducir las posibilidades de enfermarse y reduce la propagación de enfermedades contagiosas. Asegúrate de hacer tu parte asegurándote de que estás limpio y, al hacerlo, no propagarás ninguna enfermedad.

Este libro está aquí para ayudarte con eso, proporcionándote información sobre la higiene básica y la sanitización. Lo primero que hemos repasado es la higiene básica.

El siguiente paso es ir a buscarte algunos ingredientes para tu desinfectante de manos casero. Nunca está de más tener siempre a mano un desinfectante de manos cuando sienta que necesita una pequeña limpieza. Es posible usar demasiado el desinfectante, así que asegúrate de usarlo sabiamente y con moderación. Siempre puede refrescar su memoria sobre la seguridad del desinfectante releyendo este libro. Puede resecar sus manos, y si sus manos están físicamente sucias, recuerde lavarlas con agua y jabón. El desinfectante sólo desinfecta, no limpia como el agua y el jabón.

Sobre todo, use el sentido común en lo que respecta a la higiene y la prevención de la propagación de enfermedades contagiosas. El primer paso comienza con usted.

Por último, si usted encontró este libro útil de alguna manera, una reseña sobre Amazon siempre es apreciada!

www.ingramcontent.com/pod-product-compliance
Lightning Source LLC
Chambersburg PA
CBHW070750250726
48662CB00004B/1723